ABCÈS CENTRAL

DE LA DIAPHYSE DU FÉMUR

CONSÉCUTIF

A UNE OSTÉOMYÉLITE CHRONIQUE D'EMBLÉE

DÉVELOPPÉE CHEZ UN ADULTE

A LA SUITE D'UN ANTHRAX DE LA NUQUE

PAR

M. PAUL BERGER

Chirurgien de l'hôpital Lariboisière.

PARIS

LIBRAIRIE LECROSNIER ET BABÉ

23, PLACE DE L'ÉCOLE-DE-MÉDECINE, 23

—

1890

ABCÈS CENTRAL

DE LA DIAPHYSE DU FÉMUR

CONSÉCUTIF

A UNE OSTÉOMYÉLITE CHRONIQUE D'EMBLÉE

DÉVELOPPÉE CHEZ UN ADULTE

A LA SUITE D'UN ANTHRAX DE LA NUQUE

PAR

M. PAUL BERGER

Chirurgien de l'hôpital Lariboisière.

PARIS

LIBRAIRIE LECROSNIER ET BABÉ

23, PLACE DE L'ÉCOLE-DE-MÉDECINE, 23

—

1890

ABCÈS CENTRAL DE LA DIAPHYSE DU FÉMUR

CONSÉCUTIF

à une ostéomyélite chronique d'emblée

développée chez un adulte

à la suite d'un anthrax de la nuque.

Dans une communication que j'ai faite à la Société de chirurgie, en 1888, j'avais été amené, sinon à révoquer en doute la possibilité de l'ostéomyélite survenant d'emblée chez l'adulte, du moins à montrer que la plupart des faits, sur lesquels on s'était appuyé pour en affirmer l'existence, étaient peu propres à entraîner la conviction. En voici néanmoins un exemple indiscutable, que je crois d'autant plus utile de faire connaître, qu'il présente, dans quelques-unes des conditions étiologiques où il s'est produit, des particularités qui confirment plusieurs des points les plus récemment acquis sur le développement et la nature des ostéomyélites infectieuses.

P. L..., âgé de 28 ans, exerçant la profession de peintre en bâtiments, était entré dans mon service, à l'hôpital Lariboisière, au mois d'octobre de l'année dernière, porteur d'un énorme anthrax de la nuque; cet anthrax était surmonté d'une vaste eschare qui s'était perforée en plusieurs endroits et qui laissait s'écouler une notable quantité de pus. J'excisai cette eschare, et comme l'anthrax ne présentait plus de tendance à l'accroissement, qu'il n'y avait ni fièvre, ni inflammation phlegmoneuse sous-jacente ou voisine et que les douleurs étaient modérées, je ne pra-

tiquai point d'autre incision et je soumis le malade au traitement par les pulvérisations phéniquées souvent répétées,
préconisé par M. Verneuil et qui me donne les meilleurs
résultats dans le traitement de la plupart des anthrax que
j'ai à soigner.

La cicatrisation ne fut complète qu'au mois de janvier 1890, époque à laquelle le malade quitta mon service,
parfaitement guéri en apparence. Cependant, un peu avant
sa sortie, il avait commencé à ressentir vers la partie
moyenne de la cuisse gauche des douleurs sourdes, continues, qui avaient été prises pour des douleurs rhumatis-
males. La température, prise jusqu'au départ du malade,
n'avait révélé aucun état fébrile.

Vers la fin de janvier, les douleurs devinrent plus vives
et une tuméfaction appréciable se montra à la cuisse; ces
phénomènes paraissant s'aggraver, le malade rentra dans
le service le 16 mars.

A ce moment, il existait des douleurs sourdes, continues,
avec une légère exacerbation la nuit, qui occupaient la
profondeur du membre; il n'y avait pas de fièvre, mais la
température locale paraissait un peu plus élevée à la cuisse
gauche qu'à la cuisse droite. Vers la partie moyenne de la
cuisse gauche, on découvrait une tuméfaction fusiforme
notable et très dure, qui était due manifestement à un
accroissement de volume de l'os; ce gonflement n'était
pas douloureux à la pression; il semblait appartenir exclu-
sivement à l'os et au périoste et ne s'accompagnait pas
d'empâtement ni d'œdème profond.

En raison des circonstances qui avaient précédé l'appa-
rition de cette tuméfaction, j'aurais volontiers admis l'existence d'une hyperostose due à une ostéomyélite consécutive à un anthrax. Mais l'absence complète de fièvre et de
phénomènes inflammatoires et l'âge du sujet, qui était un
adulte, m'empêchèrent d'adopter dès l'abord ce diagnostic.
On pouvait, d'ailleurs, songer à l'existence d'une ostéite
syphilitique, quoique le malade ne présentât aucun anté-
cédent qui pût faire croire à un accident de cette nature ou
même penser au développement d'une tumeur maligne.

Dans le but d'éclaircir le diagnostic, j'instituai donc un
traitement spécifique par les frictions mercurielles et

l'iodure de potassium à haute dose; je lui substituai au bout d'une dizaine de jours le sirop de biiodure ioduré, traitement qui fut suivi jusqu'à la fin du mois d'avril.

A cette époque, le malade qui avait quitté l'hôpital pour suivre son traitement chez lui, rentra dans nos salles; les douleurs étaient plus vives, l'augmentation de volume du fémur plus marquée; il s'y joignait une atrophie bien accusée dés masses musculaires de la jambe et de la cuisse. Il n'y avait toujours pas de fièvre.

En présence de cet état je décidai de pratiquer la trépanation du fémur comme s'il s'agissait d'une ostéomyélite, sauf à recourir à l'amputation la plus élevée ou à la désarticulation, si cette opération me démontrait que j'avais affaire à une tumeur maligne.

Le 24 mai je procédai à cette opération ; au moment où j'arrivai sur l'os j'ouvris une collection purulente en nappe qui s'étendait sous le périoste. Un peu de ce pus fut recueilli avec les précautions voulues pour être soumis à un examen bactériologique. La cavité de l'abcès ayant été lavée avec soin, j'attaquai avec la gouge et le ciseau le fémur qui était rugueux à sa surface et très dur; j'arrivai de la sorte dans une cavité de cinq à six centimètres de long qui renfermait de la moelle osseuse infiltrée de pus; j'en excisai la partie supérieure et j'en évidai avec le plus grand soin les parois. Cette cavité ne me paraissant pas correspondre comme dimensions à la tuméfaction notable de l'os, je traversai avec la gouge sa paroi postérieure et j'arrivai dans la cavité d'un nouvel abcès situé en pleine cavité médullaire du fémur ; j'agrandis l'orifice de communication de ces deux cavités, j'évidai la deuxième avec le même soin que j'avais mis à ruginer les parois de la première ; j'en retirai plusieurs séquestres déjà mobiles dont l'un avait près de 2 centimètres de longueur. Je ne m'arrêtai dans cet évidement que lorsque je fus arrivé de tous côtés sur du tissu osseux compact et absolument sain. Puis je lavai la cavité de ces foyers avec de la solution phéniquée à 5 pour cent, et je les tamponnai avec de la gaze au salol. La plaie extérieure fut drainée et le reste réuni par la suture.

Malgré les précautions antiseptiques rigoureuses que j'avais prises, il y eut une infection du foyer opératoire probablement par le pus même qu'il renfermait. Sans qu'il y eut de réaction fébrile, une suppuration abondante se déclara, entraîna une désunion des sutures. Les lavages de la plaie au sublimé qui furent faits tous les jours n'empêchèrent pas à deux reprises, le 9 et le 17 juin une élévation de température de se produire et la plaie de prendre un mauvais aspect en même temps qu'on y observait un peu de suppuration bleue. Ce ne fut que le 1er juillet que le drainage put être supprimé et que la plaie profonde put être considérée comme guérie.

Aujourd'hui il existe encore un peu de suppuration superficielle ; l'os reste naturellement augmenté de volume, mais rien ne fait supposer qu'il soit actuellement le siège d'un travail d'ostéite suppurative persistante ou de nécrose et le malade va pouvoir quitter l'hôpital non sans conserver dans les altérations de son fémur, une menace perpétuelle d'accidents pour l'avenir.

J'ai remis à mon collègue, M. Netter, un peu de pus ainsi que les parcelles de moelle et des esquilles osseuses recueillies avec les précautions voulues pendant l'opération. Il a bien voulu se charger d'en faire l'examen ; voici la note qu'il m'a transmise :

L'examen microscopique du pus de la collection sous-périostique et de l'os a fait reconnaître l'existence d'organismes arrondis généralement groupés sans ordre au nombre de 2 à 4. Ces organismes sont peu nombreux. Ils sont généralement contenus dans les cellules du pus. Ils restent colorés après l'emploi du réactif iodo-ioduré. Les mêmes organismes se retrouvent, moins nombreux encore dans les lamoelles à la surface desquelles a été étalée la moelle rouge prise dans l'os autour d'un petit séquestre.

Des *cultures* ont été faites sur la gélatine et sur la gélose avec le pus sous-périosté, le pus de l'os et la moelle. Elles ont donné naissance au *développement exclusif* de colonies opaques devenant rapidement jaune orange. Ces colonies composées de cocci disposés en grappe sont évidemment formées par le *staphylococcus pyogenes aureus* qui est le microbe le plus ordinairement rencontré dans l'anthrax et dans l'ostéomyélite.

Le pus fourni par la plaie fut examiné à plusieurs reprises pendant les semaines qui suivirent l'opération. La présence du staphylococcus pyogenes aureus s'y montra constante et ce n'est que dans les derniers temps qu'il a complètement disparu ; mais en outre, pendant tout le temps que la suppuration fut abondante, elle renferma les bactéries communes de la suppuration et l'on y trouva en particulier le bacille pyocyanique pendant les quelques jours où la coloration bleue du pus coïncida avec une élévation de la température.

Le développement d'un abcès central siégeant dans le canal médullaire de la diaphyse fémorale et s'accompagnant d'une suppuration sous-périostique, sans que ce développement ait été précédé des symptômes ordinaires de l'ostéomyélite aiguë, sans qu'on ait observé les phénomènes inflammatoires locaux et la réaction générale qui caractérisent cette affection, est une chose rare.

M. Golay, dans une excellente thèse sur les *abcès douloureux des os*, où il a réuni et analysé plus de cent cinquante observations de cette affection, a conclu de l'examen anatomique de ces faits que ces abcès ne siègent presque jamais dans le canal médullaire et plus rarement encore à la partie moyenne de la diaphyse. Le cas que nous venons de rapporter se distingue d'ailleurs du plus grand nombre des faits analogues, par son début presque subit et par sa marche relativement rapide (trois à quatre mois).

D'autre part il diffère des cas d'ostéomyélite tels qu'on les observe généralement par l'absence complète de phénomènes inflammatoires locaux et de réaction fébrile, à plus forte raison d'état septique, et par le défaut d'un des caractères les plus constants de l'ostéomyélite du fémur, l'arthropathie concomitante du genou.

Il est impossible néanmoins de rapporter le développement de cet abcès et de la suppuration sous-périostique qui l'accompagnait, à une autre cause qu'à une ostéomyélite, mais à une de ces *ostéomyélites insidieuses* (1) sur lesquelles Trélat avait attiré l'attention. Celles-ci sont une des variétés peu communes de l'*ostéomyélite* chronique d'emblée (2) dans laquelle, on le sait, la forme hypertrophiante, hyperostosique est la règle, la forme suppurative la très rare exception, et où la nécrose ne survient que comme terme d'une évolution longtemps prolongée. Chez notre malade, malgré l'apparente chronicité des symptômes, la suppuration et la nécrose avaient été précoces.

Mais ce qui rend ce cas presqu'unique en son genre, c'est le développement de ces accidents chez un adulte, sans que ce dernier eût été atteint d'ostéomyélite à une époque antérieure de son existence. En effet, les souvenirs très précis de notre malade, remontant jusqu'à la première enfance, ne nous ont permis de retrouver aucune trace chez lui d'une première poussée d'ostéomyélite survenue dans l'enfance ou dans l'adolescence.

On sait que chez l'adulte l'ostéomyélite est une affection presque toujours secondaire : que pour qu'elle se produise il faut une infection déterminée par un microbe pathogène, mais qu'il faut également une prédisposition constituée par l'existence d'une poussée antérieure d'ostéomyélite survenue pendant la période de développement et d'accroissement des os. Les faits qui échappent à cette règle doivent être considérés comme absolument exceptionnels ; M. Lemoyne, en 1885, dans sa thèse sur l'ostéomyélite aiguë des adultes, avait cru rassembler une vingtaine d'observations prouvant le développement d'emblée chez l'adulte de cette affection. Il résulte de l'examen critique auquel j'ai sou-

---

(1) *Des ostéomyélites insidieuses*, par Francon ; thèse de Paris, 1886.

(2) *De l'ostéomyélite chronique d'emblée*, par Demoulin, thèse de Paris, 1886.

mis ces faits, qu'il n'en est presqu'aucun dans lequel on ne retrouve les traces d'une ostéomyélite antérieure : celle-ci peut avoir passé inaperçue, son existence n'en est pas moins presque constante.

Dans ce travail communiqué en 1888 à la Société de chirurgie, j'ai réuni de nombreux exemples montrant qu'un intervalle de vingt ou quarante ans même peut séparer la seconde atteinte d'ostéomyélite de la première et mettant hors de doute l'influence de cette première poussée d'ostéomyélite, alors même qu'elle n'a laissé, sur l'os affecté, que des traces presqu'insaisissables de son passage.

Notre observation est donc un exemple tout à fait exceptionnel d'ostéomyélite survenue d'emblée chez un adulte, et ayant déterminé la production rapide d'un abcès médullaire à la partie moyenne de la diaphyse, d'une nécrose centrale peu étendue, et d'un abcès sous-périostique.

Dès 1880, M. Pasteur annonçait à l'Académie de médecine qu'il avait trouvé dans le pus d'une ostéomyélite « un organisme pareil à l'organisme du furoncle..... si j'osais m'exprimer ainsi, ajoutait plus loin M. Pasteur, je dirais que, dans ce cas, tout au moins, l'ostéomyélite a été un furoncle de la moelle » ; depuis lors, MM. Verneuil, Lannelongue, Albert (de Vienne) et un grand nombre d'auteurs, tant en France qu'à l'étranger, ont insisté sur la relation qui unit l'ostéomyélite au furoncle et à l'anthrax et sur la porte d'entrée que ces affections ouvrent aux organismes pathogènes de l'inflammation médullaire des os.

Aucune preuve de cette relation de cause à effet ne peut être plus convaincante que l'observation présente : nous y voyons la suppuration médullaire et l'hyperostose qui l'entoure se produire dans la convalescence même d'un anthrax et d'un anthrax énorme de telle façon que dès le début de l'affection je pus dire : « Si chez ce sujet il y avait une réaction générale ou un état fébrile, je n'hésiterais pas à considérer la tuméfaction du fémur comme dépendant d'une ostéomyélite suppurée consécutive à son anthrax. » L'opération devait lever les doutes que la marche insolite de l'affection avait laissés subsister. Mais dès que celle-ci eut révélé l'existence de la suppuration dans l'os et autour de lui, on put annoncer que dans l'abcès, l'examen bactériologique ferait reconnaître l'organisme pathogène de l'anthrax, le *staphylococcus pyogenes aureus*. Et en effet ce furent des cultures pures de ce microbe qu'obtint M. Netter en expérimentant soit avec le pus sous-périostique, soit avec celui qui fut retiré du canal médullaire.

Depuis que M. Pasteur, puis Max Schuller, Thellier, Ogston, Rosenbach et d'autres ont observé et isolé l'agent infectieux de l'ostéomyélite, plusieurs opinions se sont successivement fait jour sur la nature de l'infection ostéomyélitique :

Les premiers auteurs qui ont étudié la question ont considéré le staphylococcus pyogenes aureus, comme l'agent en quelque sorte spécifique des ostéomyélites.

Puis d'autres, comme Garré, Kraske, Schottelius, Jaboulay ayant trouvé dans le pus de l'ostéomyélite les autres microbes de la suppuration, le *staphylococcus pyogenes albus*, le *streptococcus*, et diverses sortes de bacilles, ils ont admis que l'agent de l'ostéomyélite n'avait rien de spécifique et que celle-ci procédait d'une *infection mixte* à laquelle le staphylococcus pyogenes aureus avait néanmoins la plus large part.

Enfin une conception nouvelle paraît se faire jour à la suite des travaux récents de M. Lannelongue. Ces recherches sur les *ostéomyélites* à *streptocoques* font supposer, font reconnaître même d'une façon presque certaine que, suivant la nature de l'agent infectieux, streptococcus ou staphylococcus, l'inflammation du

tissu médullaire peut se développer dans des conditions
toutes différentes et qui peuvent être précisées
d'avance, et revêtir aussi une forme spéciale et une
marche caractéristique.

Sans nous laisser entraîner à donner une portée trop
générale aux considérations auxquelles peut conduire
un fait isolé, faisons remarquer l'appui que ce fait vient
donner à la théorie suivant laquelle, dans le groupe
des ostéomyélites, on doit distinguer un certain nombre de formes en rapport avec la nature de l'agent infectieux qui les produit. De quoi s'agit-il en effet? d'un
abcès central du canal médullaire, d'une ostéomyélite
consécutifs à un anthrax : et l'examen bactériologique
fait reconnaître dans le pus de cet abcès le microorga-
nisme qui produit l'anthrax, à l'exclusion de toutes les
autres espèces de microbes que l'on observe dans le
pus de certaines ostéomyélites. Ainsi se trouve con-
firmée par l'examen bactériologique, la relation accusée
par l'observation clinique et l'on peut inversement en
conclure, ainsi que l'ont fait MM. Lannelongue et
Achard, dans leur communication du 10 mars dernier
à l'Académie des sciences, qu'il est possible, en s'ai-
dant des conditions étiologiques particulières d'une
ostéomyélite, de distinguer la variété microbiologique
à laquelle elle appartient. Sans affirmer donc qu'il en
soit ainsi dans tous les cas de même ordre, le fait pré-
sent fait voir que lorsqu'une ostéomyélite ou un abcès
des os se développe à la suite d'un furoncle ou d'un
anthrax, il y a de bonnes raisons pour admettre que
l'infection de l'os a eu pour agent le *staphylococcus
pyogenes aureus* à l'exclusion des autres microbes de
l'ostéomyélite.

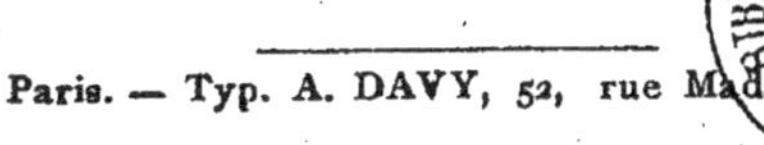

Paris. — Typ. A. DAVY, 52, rue Madame.

241

Paris. — Typ. A. DAVY, 52, rue Madame.